Table des matières

"Macros" est le terme abrégé pour les macronutriments - les graisses, les protéines et les glucides qui composent la composition d'un aliment et vous aident créer de l'énergie. Vous pouvez les trouver sur la liste des valeurs nutritives de la plupart des aliments, ou en utilisant des compteurs de calories et des calculateurs. Les macronutriments ne doivent pas être confondus avec les micronutriments, les vitamines et minéraux clés dont votre corps a besoin en plus petite quantité. est de tout faire, de la régulation des performances hormonales au cerveau. . Les macros sont également différentes d'un régime macrobiotique, un régime à la mode avec des principes tirés du bouddhisme zen. Gramme pour gramme, les macronutriments sont responsables du nombre de calories dans votre alimentation. Un gramme de glucides fournit 4 calories, un gramme de protéines fournit 4 calories et un gramme de graisse fournit 9 calories. De plus, l'alcool est également considéré comme un macronutriment et fournit 7 calories par gramme, mais il n'ajoute aucune valeur nutritive à votre corps et n'est pas n'est pas inclus dans la plupart des calculs macro . Lorsque vous suivez un régime macro, vous allez au-delà du comptage des calories et vous vous concentrez sur le suivi des macros dans les aliments. En fonction de vos objectifs de santé, vous pouvez ajuster les ratios de macronutriments que vous consommez pour maintenir un poids santé, développer vos muscles ou même tuer k-start ketosis.

Le régime macro est un nouveau régime efficace qui gagne en popularité et donne des résultats majeurs. Le comptage des macros prend un peu plus de calories. Au lieu de compter les calories générales, vous comptez les macronutriments. Plus précisément, vous suivez les protéines, les glucides et les graisses. Le régime macro permet une personnalisation complète pour les individus et donne un meilleur niveau de précision en fonction de vos objectifs. Mieux encore, ce régime repose sur la nutrition réelle par rapport à la quantité de nourriture que vous mettez dans votre bouche. Le comptage des macros est la solution de régime idéale lorsque vous recherchez des résultats sérieux, mais que vous souhaitez également faire des choix diététiques plus intelligents. Ce nouveau régime est si populaire qu'il a même un hashtag. Consultez #IIFYM (si cela convient à votre macro) pour voir la preuve de vous-même. Nous décomposons tout ce que vous devez savoir sur la macro ci-dessous. Commencez, soyez en bonne santé et vivez une vie plus grande et meilleure. Un macro-régime se concentre sur les trois principaux macronutriments : les protéines, les graisses et les glucides. Bien qu'il soit populaire parmi les athlètes et les carrossiers, cela peut prendre du temps et être restrictif. Bien qu'un macro-régime se concentre principalement sur le comptage des macronutriments, il implique également de rester dans une plage calorique spécifique. Une personne calculera ses besoins caloriques quotidiens et déterminera ses macros en conséquence. Certaines personnes comptent leur macro pour atteindre leurs objectifs de perte de poids, développer leur masse musculaire et équilibrer leur taux de sucre dans le sang. Cependant, beaucoup de gens peuvent trouver cela long, socialement restrictif et déroutant.

Il peut y avoir des risques associés à un régime macro si le régime alimentaire d'une personne est trop restrictif. vitamines et minéraux. Lisez plus pour en savoir plus sur les trois macronutriments, comment fonctionne le comptage des macros et les risques et avantages du comptage des macros.

## Qu'est-ce que le régime macro ?

Le macro-régime se concentre sur les macronutriments : sarbohudrates, protéines et lipides. Les macronutriments sont les trois types de nutriments qui alimentent votre corps avec le plus de nutriments. Votre bodu utilise également des micronutriments, qui sont d'autres nutriments que votre bodu utilise en plus petites quantités. Les aliments contiennent généralement 2 à 3 macronutriments, mais sont étiquetés comme étant ceux en fonction de la catégorie la plus présente. Pour examen, le poulet est une protéine mais il contient aussi de la graisse. Lorsque nous décomposons chaque macro, nous voyons qu'elles fournissent toutes des fonctions inutiles et importantes.

## Répartition des masronutriments

### Protéines

Quand on pense à la rote, on pense à la viande. Bien que les viandes représentent une grande partie de ce que sont les protéines, il existe également d'autres options comme les œufs, le tofu, le poisson et les lentilles. Les protéines font des trucs assez sympas dans notre bodu. Ils sont essentiels à la fonction immunitaire, à la construction de tissus, d'hormones, d'enzymes et d'autres choses comme la signalisation cellulaire. Environ 4 grammes de protéines par jour.

Glucides

Nous connaissons tous (et aimons généralement) l'argent. Lorsque nous mangeons des sarbs, ils sont décomposés en glucose. Le glucose est utilisé comme source immédiate d'énergie, ou il est stocké sous forme de glycogène dans notre foie et nos muscles. Les glucides fournissent également environ 4 calories par gramme. Les sucreries ne sont pas un excellent choix pour les régimes, et elles sont un macronutriment souvent débattu. Le meilleur conseil que nous puissions vous donner est que lorsque vous voyez votre apport recommandé en glucides, ne vous précipitez pas sur ce genre de choses. Le régime macro ne recommande certainement pas que vous mangiez de la masaronie et de la viande tous les jours. Et oui, nous en sommes sûrs.

Au lieu de cela, gardez à l'esprit qu'il existe d'autres formes plus saines de glucides, comme les légumes féculents, les haricots et les fruits. Consultez notre liste complète d'options de glucides sains lorsque vous lisez.

Graisses

Les graisses ont généralement un mauvais goût, mais elles sont vraiment importantes pour notre santé.

Notre corps utilise les graisses pour l'énergie, la production hormonale, le maintien de la température corporelle et l'absorption des nutriments, entre autres choses. Les graisses contiennent environ 9 calories par gramme. Et encore une fois, pour clarifier, personne ne vous demande de manger des choses vraiment malsaines. Les graisses saines se présentent sous la forme d'avocat, de noix, de beurre et de certaines viandes et poissons gras.



Il y avait peu de bodybuilders compétitifs qui en avaient assez de manger de la nourriture ennuyeuse et qui arrivaient au hasard avec les macronutriments. C'est parce qu'ils ont été faits avec les aliments simples, sans goût et à faible teneur en calories. Ainsi, ils ont commencé avec ce nouveau concert, où vous n'avez pas à consommer ces aliments ennuyeux. Il est temps d'avoir de la nourriture vraie et délicieuse, qui contient des macronutriments.

Comment fonctionne le régime macro ?

- La technique du régime macro consiste à atteindre les objectifs de macronutriments au quotidien. Cela signifie simplement de planifier des repas quotidiens de manière à ce que vous preniez une quantité appropriée de protéines, de glucides et de graisses pour atteindre des objectifs.

- Qu'il s'agisse de perdre du poids ou de se muscler, chaque objectif peut être atteint avec ce concert. De cette façon, il n'y aura aucune sorte de carence en nutriments dans votre corps tout en évitant les calories nocives.

- Un ensemble de macro-cibles est déterminé à l'avance pour chaque jour en fonction de leur objectif. Cet objectif comprend une proportion généreuse de protéines et de glucides pour vous fournir une énergie adéquate qui brûle tous les jours avec toutes sortes d'assistances physiques vous réforment. D'un autre côté, la consommation de graisses est peu importante pour éviter tout excès de calories.

- L'un des principaux objectifs pour atteindre l'objectif est que les aliments que vous consommez n'affectent pas négativement. Lorsque l'objectif macro est planifié, il est encadré par une référence à vos objectifs, aux activités quotidiennes et à l'ensemble de la routine. Donc, si vous ne parvenez pas à atteindre vos objectifs, il y a des chances que vous renversiez le concert et que vous finissiez de prendre du poids t.

- L'une des meilleures choses à propos du régime macro est qu'il vous oblige à faire de meilleurs choix alimentaires. Au lieu de trouver une collation faible en calories et pleine de sucre, de toxines et d'autres substances nocives, vous devez manger des aliments qui comptent.

- Dans le monde des calories, une pomme et un sac de chips pourraient avoir la même quantité de calories. Pensez-vous qu'un sac de chips va vous aider à retrouver la santé ? Probablement pas. Mais un arrle pourrait.

- Les aliments riches en nutriments d'abord, les calories ensuite.

- Il est presque impossible de se gaver de nourriture malsaine, parce que des choses comme des bols sucrés de quelque chose, ou une barre de chocolat n'ont pas le bon fabricant de macronutriments.

- Le régime macro vous aide à être en meilleure santé, mais il peut également vous aider à atteindre les objectifs de perte de poids dont vous avez toujours rêvé.

- Une autre chose intéressante à propos du régime macro est qu'il n'est pas trop restrictif. Parce que vous pouvez créer votre propre rapport macro à partir de tout ce que vous voulez, tant que vous frappez votre macro, c'est vraiment joli vous êtes flexible.

- Beaucoup d'amateurs de macro prétendent que c'est le seul régime qu'ils ont réellement pu suivre à long terme.

- Le seul inconvénient du régime macro est que vous devrez peut-être canaliser votre mathématicien préféré.

- Remplir votre assiette avec un mélange de protéines, de glucides et de graisses semble assez simple. Mais cela devient un peu complexe lorsque vous avez besoin d'un ratio particulier et que chaque aliment a plusieurs macros.

- Les calories sont simples. Vous comptez un chiffre. Malheureusement, ne sont pas aussi utiles que les macros. Donc, si vous voulez vraiment faire ce truc de santé, allez un peu plus loin et allez en macro.

- Si le régime macro semble déjà épuisant et que vous détestez les mathématiques du secondaire, pensez-y plutôt comme un jeu. Soyez enthousiaste à l'idée de trouver le mélange de repas macro si parfait qui est parfait pour vous et délicieux.

- Le régime macro prend des morceaux et des morceaux d'autres régimes populaires dont vous avez peut-être entendu parler.

- Il a des similitudes avec le régime paléo parce qu'il consiste à faire des choix alimentaires plus intelligents. Mais il présente également des similitudes avec Weight Watchers, car vous suivez les calories et respectez les plages d'apport quotidien.

- Le régime macro commence à différer parce que ce n'est pas une option de régime général. Votre macro cible est spécifique à vous et à vos objectifs.

- Votre macro-rapport cible différera entièrement en fonction de votre état de santé actuel et de l'endroit où vous souhaitez vous rendre. Que vous essayiez de perdre du poids, que vous mainteniez votre position actuelle ou que vous soyez un athlète avec des objectifs précis, c'est réglable.

- La différence tient également compte de la différence entre les corps des hommes et des femmes. Le corps des femmes a généralement besoin d'un apport moins salé, et on pense qu'elles ont besoin d'un plus petit pourcentage de sarbohydrates ainsi. Le macro-régime s'ajuste automatiquement à ces différents besoins en calculant vos besoins en sel et en macronutriments, ce qui est spécifique c'est à chaque individu.

- Avant de commencer le régime macro, consultez ces 3 choses que vous devez savoir.

Trouver votre ratio de régime idéal

Les ratios de macro-régime sont totalement redéfinis. Vous dépendez de votre taille, de votre taille et de votre niveau d'activité.

Les personnes qui s'entraînent ont besoin de niveaux de protéines et de glucides différents de ceux qui ne font pas d'exercice du tout. Nous espérons que si vous êtes sérieux au sujet d'être en bonne santé et de mener une vie plus grande, vous exercerez au moins un peu, mais bon, vous devez le faire .

Le régime macro est une question de ratio. Vous avez besoin de protéines, de graisses et de glucides, mais combien de chacun ?

Votre première étape consiste à déterminer combien de calories vous devriez manger au total.

Déterminer les besoins caloriques

Il existe plusieurs façons pour une personne de déterminer ses besoins caloriques quotidiens.

Tout d'abord, ils peuvent utiliser un calculateur en ligne, tel que le populaire calculateur BMR If It Fits Your Macros (IIFYM). L'utilisation d'informations sur le corps et le mode de vie d'une personne permet d'estimer les besoins caloriques quotidiens d'une personne.

De plus, les gens peuvent calculer eux-mêmes leurs calories en utilisant une formule. Le Mifflin-St. Jeor eduation est un choix populaire:

Hommes : calories/jour = 10 x poids (kg) + 6,25 x taille (cm) – 5 x âge (po) + 5

Femmes : calories/jour = 10 x poids (kg) + 6,25 x taille (cm) – 5 x âge (po) – 161

Ensuite, la personne multiplie son résultat par un facteur d'activité, qui est un nombre qui représente son activité quotidienne. votre niveau :

Sédentaire : x 1,2 (peu ou pas d'exercice ; travail de bureau)

Intensité lumineuse : x 1,375 (exercice léger 1 à 3 jours par semaine)

Modérément actif : x 1,55 (exercice modéré 6-7 jours par semaine)

Exercice : x 1,725 (exercice intensif tous les jours ou exercice deux fois par jour)

Force supplémentaire : x 1,9 (exercice intense deux fois par jour ou plus)

Le nombre final est la dépense énergétique quotidienne totale de la personne (TDEE). C'est le nombre total de calories qu'ils brûlent par jour. Les personnes qui veulent perdre ou gagner du poids peuvent légèrement augmenter ou diminuer leurs calories, bien qu'elles devraient le faire progressivement ô.

Il y a plusieurs avantages à compter les macros par rapport aux calories. Tout d'abord, cela peut vous aider à faire des choix plus nutritifs en vous forçant à considérer la dualité de votre nourriture. Par exemple, disons que vous suivez un régime hypocalorique et que vous disposez de 200 calories pour votre collation de l'après-midi; cela signifie que vous pourriez manger quelque chose de sain comme une pomme et une table d'huile d'amande, mais cela signifie aussi que vous pourriez manger un 200-cal ou un sac de Cheez - Its dénué de nutrition . Si vous comptez des macros, d'un autre côté, vous devrez choisir une collation qui conviendra à vos macros.

Et si la perte de poids est votre objectif, compter les macros a un avantage majeur : les personnes qui suivent un régime macro ont tendance à manger un peu plus de protéines que la moyenne. ter. "Prortuen Rerated affaiblit et c'est-à-dire?" RLU, лаб беру тарур Arret, "гестан сенде таррар, реогре тару, реогол тарролан ALHU WITHTIGHT. Un régime macro peut vous ouvrir les yeux sur des portions saines.

Peut-être que le plus grand avantage d'un régime macro est d'avoir la possibilité de choisir les aliments que vous appréciez vraiment, tant qu'ils correspondent à votre plan macro. Trouver un bon équilibre d'aliments riches en nutriments est important, mais choisir un plan IIFYM vous permet de vous nourrir pour une indulgence occasionnelle, wh pour beaucoup de gens, il est plus facile de s'y tenir à long terme.



Il semble que tout le monde le fasse ces jours-ci - "compter macros" - ce qui signifie qu'ils gardent une trace de ce qu'ils mangent en pesant et en m s'assurant de leur alimentation, puis enregistrant les grammes de chaque macronutriment : protéines, glucides et graisses. Mais est-ce vraiment nécessaire pour s'assurer que vous mangez un régime alimentaire bien équilibré? Peut-être et peut-être pas, cela se complique et il y a quelques éléments à prendre en compte lorsque vous décidez si vous voulez essayer.

Il y a certainement des avantages à suivre de près ce que vous mangez - une meilleure composition corporelle, une plus grande responsabilité et une meilleure récupération pour n'en nommer que quelques-uns. Mais cette surveillance stricte n'est pas non plus recommandée pour certains car elle peut exacerber certains comportements malsains et des conditions non désirées dans nos vies ou nous donner un faux sentiment de sécurité avec notre nutrition. Lorsque vous décidez si VOUS devez compter vos macros, veuillez considérer ces choses pour voir si cela vous convient.

Avantages

- Aide à vous tenir responsable de manger la bonne quantité de nourriture. Beaucoup de gens surveillent s'ils ne se regardent pas attentivement et ne prennent pas de notes. Et certains, aussi fous que cela puisse paraître à beaucoup , ne mangent pas assez à moins qu'ils ne se tiennent responsables d'un certain nombre de loris chaque jour. Dans ces cas, compter les macros pourrait être une bonne option pour vous assurer que vous mangez le bon nombre de calories pour vos objectifs, que ce soit c'est pour gagner du muscle, perdre de la graisse ou pour une meilleure résolution d'entraînement.

- Peut être utilisé en conjonction avec certains régimes pour s'assurer que vos ratios sont là où ils doivent être. Les régimes Ketosis et Zone, par exemple, sont très précis et vous obligent à mesurer votre macros afin que les pourcentages ne sont pas jetés. Avec le régime Ketosis, l'avantage est que vous entraînez votre corps à utiliser les graisses comme principale source d'énergie et à consommer trop de glucides ou de pr otein peut vous chasser de cette zone de combustion des graisses et de la cétone, il est donc important de Gardez une trace précise de ce que vous consommez pour obtenir ses récompenses.

- Fournit une prise de conscience de tout déséquilibre que vous pourriez avoir avec notre alimentation actuelle. En tant qu'entraîneurs, nous l'entendons tout le temps. "Je mange bien!" ou "Je mange équilibré." Mais à quoi cela ressemble-t-il réellement et mangez-vous vraiment ce que vous dites et pensez-vous manger? Souvent, une fois que nous commençons à enregistrer ce que nous mangeons, nous réalisons que certaines choses pourraient se faufiler ou même manquer. Par exemple, souvent les gens pensent qu'ils consomment suffisamment de protéines, mais une fois qu'ils commencent à mettre le papier sur le papier, c'est vrai mais ils ne le sont pas. Ou parmi les choses qui ne sont pas «de ne pas faire», mais mais à ce que vous ne traduisez pas les macros

- Vous ouvre les yeux sur ce qu'est une portion réelle. Cependant, ½ tasse de beurre de cacahuète est beaucoup plus grande que le ratio recommandé pour la plupart d'entre nous. Et la portion recommandée de brocoli est beaucoup plus grande que ce que la plupart d'entre nous mettraient dans nos assiettes… Oh oui, et ces steaks que vous avez mangés sont probablement deux à trois portions…

- Cela peut être bon pour ceux qui luttent avec le sentiment d'être "dérivés" d'aliments qu'ils aiment sur d'autres plans de nutrition. Les macros peuvent leur permettre de modérer leurs choix un peu plus qu'une stricte interdiction de certains groupes alimentaires.

Les Inconvénients

- Ne tient pas compte de la qualité des aliments. L'entrée de calories par rapport à la sortie de calories est une philosophie erronée, en particulier pour ceux qui veulent perdre du poids. Par exemple, la réaction au corps et aux nutriments qu'il reçoit à partir de 50 calories de brocoli est très différente de celle qu'il reçoit à partir de 50 calories de réglisse rouge. Donc, à moins que vous n'ayez d'autres paramètres sur votre nutrition en plus des calories de chacune des unités de maco , alors vous n'êtes pas toujours vous vous rendez service en les comptant simplement.

- Prend du temps et des efforts. Pour ceux qui ont une vie bien remplie ou qui ont déjà du mal à trouver le temps de préparer leurs repas, cela ajoute un autre élément. En plus de peser et de mesurer toute votre nourriture, pour que le comptage soit vraiment efficace, vous devez également enregistrer ce que vous avez mangé quelque part. comme dans un journal ou sur un outil comme MuFitnesP il

- Peut exacerber et/ou créer une alimentation désordonnée. En raison de l'attention portée à la pesée, à la mesure et à l'enregistrement de macros, cela peut déjà alimenter des habitudes malsaines et obsédantes. ple qui ont des antécédents de troubles alimentaires comme une norexia, la boulimie et un apport alimentaire restrictif.

- Réduit souvent la variété des aliments consommés. Une fois que vous entrez dans un modèle avec votre pesée et votre mesure (et votre enregistrement), ce qui prend du temps et de la réflexion, il est facile de trouver vos articles et repas "go-to" vous n'avez pas à penser et à travailler autant en comptant votre macro. Oui, vous gagnez du temps et de l'énergie pour le faire, mais vous éliminez également les variations de votre alimentation et la variété n'est pas seulement le choix de vie, mais il est extrêmement important de s'assurer que vous êtes 1) obtenir toutes les vitamines et tous les minéraux dont vous avez besoin; et 2) ne pas manger tellement d'une chose que vous créez un problème de sensibilité alimentaire.

- Peut conduire à un stress social et éloigner les gens de leurs amis et de leur famille. Avez-vous déjà été "ce type" lorsque vous mangez avec des amis ? Vous connaissez celui qui réécrit le menu du restaurant pour s'assurer qu'ils obtiennent leur ratio 40-30-30. Ce n'est peut-être pas un gros problème pour certains, mais pour d'autres, ce stress peut les empêcher de sortir avec des amis. Ce n'est qu'un exemple, et si vos amis et votre famille sont surpris, alors ce n'est probablement pas grave. Mais beaucoup de gens trouvent que lorsqu'ils changent leur façon de manger ou d'y prêter une attention particulière, d'autres y prêtent également une attention particulière et ils sont pas toujours extérieurement favorable. Vous vous trouvez obligé d'expliquer et de défendre vos opinions ou vous pourriez même éviter de sortir avec des amis ou de manger en famille votre maison pour éviter ces situations inconfortables ou peu favorables.

- Comme vous pouvez le voir, il y a de nombreux avantages à compter les macros. Et il y a certainement des choses à considérer qui pourraient vous empêcher de le faire, ou du moins de le faire tout le temps. Les cycles de comptage ici et là pourraient être quelque chose à considérer si vous vous rapportez à des éléments à la fois pour et contre.

- Si vous décidez d'y aller, assurez-vous de contacter un professionnel qui est un expert dans la formulation de recommandations nutritionnelles. Ils vous demanderont probablement des informations de base comme les numéros de composition de votre corps, les pneus d'entraînement et le volume, le style de vie et les objectifs b avant de vous donner quelques chiffres à atteindre.

- Si vous décidez que le comptage des macros n'est pas pour vous, ne vous inquiétez pas ! Vous pouvez toujours vous assurer que vous mangez bien et que vous nourrissez votre corps pour réussir en suivant cette règle simple. Mangez de la vraie nourriture et une variété de celle-ci! Cela signifie qu'il faut éviter les aliments transformés et suivre cette règle générale de la façon dont vous chargez votre assiette : principalement des légumes, un plat - une portion de viande (ou d'autres protéines) et une portion de graisse de la taille d'un pouce. Mélangez un peu d'amidon après l'entraînement et une montée de fruits ici et là.

Muffins au blé entier, à l'avoine, aux fraises et aux bleuets

## RÉSUMÉ DE LA RECETTE

**Durée :** 20 min

**Cuisson :** 18 mn

**Total :** 38 minutes

**Portions :** 12

**Rendement :** 12 portions

## Ingrédients

- 1 tasse de farine de blé entier
- 1 photo
- ½ sucre sucre blanc
- 2 càc de levure chimique
- ½ tasse de bicarbonate de soude
- ½ cuillère à café de sel
- 1 photo

- ¼ tasse d'huile végétale

- 1 oeuf

- 1 cuillère à café d'extrait de vanille

- 2 tasses de fraises coupées en dés

- 1 cc de myrtilles fraîches

**Directions**

- **Étape 1**

Préchauffer le four à 425 degrés F (220 degrés C). Graissez les moules à muffins ou alignez-les avec des doublures de muffins en papier.

- **Étoile 2**

Mélanger la farine, l'avoine, le sucre, le bicarbonate de soude, le bicarbonate de soude et le sel dans un bol. Mélanger le lait, l'huile végétale, l'œuf et l'extrait de vanille dans un grand bol.

- **Étoile 3**

Incorporer le mélange de lait dans le mélange de farine jusqu'à ce que la pâte soit combinée.

Incorporez les fraises et les myrtilles. Pâte dans le moule à muffins préféré jusqu'à ce qu'il soit plein.

- **Étoile 4**

Cuire au four préchauffé jusqu'à ce qu'un coup de dent inséré dans le centre en ressorte propre, 18 à 22 minutes.

**Le jeûne nutritionnel**

**Par portion :** 164 calories ; protéines 3,7 g ; glucides 25,1 g; matières grasses 6,1 g ; cholestérol 15,3 mg; sodium 245,4 mg.

Paлео ( ish ) Muffins à la citrouille et aux noix

RÉSUMÉ DE LA RECETTE

**Durée :** 15 mn

**Cuisson :** 15 mn

**Total :** 30 minutes

**Portions :** 12

**Rendement :** 1 douzaine de muffins

**Ingrédients**

- ½ rurée sur rumrkin
- ½ tasse de farine de pignons de pin
- ¼ tasse d'huile de pignon de pin
- ¼ tasse de nectar d'agave, ou plus au goût
- 6 oeufs
- 1 table de cannelle moulue
- 1 cuillère à café d'extrait de vanille
- 1 cuillère à café de muscade moulue
- ½ cuillère à café de levure chimique
- 1 pincée de citrouille en piquant, ou au goût
- 1 tasse de noix hachées (Ortional)

**Directions**

- **Page 1**

Préchauffer le four à 400 degrés F (200 degrés C). Graisser 12 moules à muffins ou les tapisser de moules en papier.

- **Page 2**

Fouetter la farine de rumkin, la farine de sosonut, l'huile de sosonut, le nestar d'agave, les œufs, la cannelle, l'extrait de vanille, la muscade, la levure chimique et le rumkin dans un bol jusqu'à ce que la pâte soit lisse; incorporer les noix. Versez environ 3 cuillères à soupe de pâte dans chaque muffin.

- **Étoile 3**

Cuire au four préchauffé jusqu'à ce qu'un toothrisk inséré au centre d'un muffin en ressorte propre, 15 à 17 minutes.

**Apports nutritionnels**

**Par portion :** 169 calories ; protéines 4,8 g ; glucides 8,5 g; matières grasses 13,8 g ; cholestérol 93mg; Sodium 80,3 mg.

Muffins à la citrouille sans gluten
RÉSUMÉ DE LA RECETTE

**Durée :** 20 mn

**Cuisson :** 25 mn

**Supplémentaire :** 30 minutes

**Total :** 1h15 _ _

**Portions :** 18

**Donne :** 18 muffins

**Ingrédients**

- ½ tasse de farine de tarios
- ½ tasse de farine de riz brun
- ¾ tasse de farine de riz blanc
- ¼ cyp sopghum farine
- 1 ½ cuillère à café de levure chimique
- ½ cuillère à café de bicarbonate de soude
- ½ cuillère à café de sel
- 1 càc de cannelle moulue
- ¼ c. à thé de clous de girofle moulus
- ¼ cuillère à café de gingembre moulu
- ¼ cuillère à café de muscade moulue
- 1 (15 oz) de purée de citrouille
- 3 oeufs
- ½ fromage râpé cassonade

- ¼ tasse de lait

- ¼ fromage beurre fondu

- 1 ½ tasse de sucre des clients

- ¼ fromage beurre fondu

- 2 cuillères à soupe de lait, ou au besoin

**Directions**

- **Étape 1**

Préchauffer le four à 350 degrés F (175 degrés C). Donne 18 moules à muffins.

- **Étape 2**

Fouetter ensemble la farine de blé, la farine de riz brun, la farine de riz blanc, la farine de sorgho, la poudre à pâte, le bicarbonate de soude, le sel, la cannelle, les slovés, le gingembre et la muscade dans un bol jusqu'à ce qu'ils soient bien mélangés. Mélanger le rhum, les œufs, la cassonade, le lait et 1/4 tasse de beurre fondu dans un bol peu profond; battre pendant 2 minutes. Mélangez progressivement les ingrédients secs dans un mélange de citrouille pour obtenir une pâte lisse; Verser la pâte dans les moules à muffins préparés en les remplissant aux 3/4.

- **Étoile 3**

Cuire au four préchauffé jusqu'à ce que les muffins soient légèrement dorés et qu'un coup de dent inséré au milieu ressorte propre, 25 à 30 minutes s. Refroidissez les muffins sur des grilles.

- **Étoile 4**

Mélangez le sucre des confiseurs avec 1/4 de tasse de beurre fondu dans un bol jusqu'à ce qu'ils soient bien mélangés. Incorporer le lait dans le glaçage, environ 1 cuillère à café à la fois, jusqu'à ce que le glaçage soit fin et liquide. Arrosez le glaçage sur les muffins refroidis.

**Le jeûne nutritionnel**

**Par portion :** 190 calories ; protéines 2,5 g; glucides 31,7 g; matières grasses 6,4 g ; cholestérol 45mg; sodium 249,4 mg.

## RÉSUMÉ DE LA RECETTE

**Durée :** 20 mn

**Cuisson :** 50 mn

**Total :** 1h10 _ _

**Portions :** 24

**Rendement :** 3 amours de 7 x 3 pouces

## Ingrédients

- 1 (15 onces) de purée de citrouille
- 2 cs de sucre blanc
- 1 photo huile végétale
- ⅔ d'eau
- 4 œufs
- 1 cuillère à café d'extrait de vanille
- 3 ½ tasses de farine tout usage
- 2 cuillères à café de bicarbonate de soude, tamisé
- 1 cannelle moulue
- 1 ½ cuillère à café de sel

- 1 cuillère à café de muscade moulue
- ¼ cuillère à café de gingembre moulu

**Directions**

- **Étape 1**

Préchauffer le four à 350 degrés F (175 degrés C). Graisser et fariner trois moules à pain de 7 x 3 pouces.

- **Étape 2**

Mélangez la purée de citrouille, le sucre, l'huile, l'eau, les œufs et l'extrait de vanille dans un grand bol jusqu'à ce qu'ils soient bien mélangés. Fouetter ensemble la farine, le bicarbonate de soude, la cannelle, le sel, la muscade et le gingembre dans un deuxième bol. Tamiser le mélange de farine sur le mélange de citrouille et incorporer avec une spatule jusqu'à ce qu'il soit juste mélangé. Verser dans les casseroles préparées.

- **Étape 3**

Cuire au four préchauffé jusqu'à ce qu'il soit bien doré et qu'une dent insérée dans l'expéditeur en ressorte propre, environ 50 minutes.

**Le jeûne nutritionnel**

**Par portion :** 232 calories ; protéines 3,1 g; glucides 32,4 g; matières grasses 10,3 g ; cholestérol 31mg; sodium 305,3 mg.

Cpиced Zucchini Muffins aux carottes

RÉSUMÉ DE LA RECETTE

**Durée :** 25 mn

**Cuisson :** 20 minutes

**Total :** 45 minutes

**Portions :** 21

**Donne :** 21 muffins

**Ingrédients**

- 1 beurre aigre
- 1 tasse de sucre blanc
- 3 oeufs

- 2 courgettes râpées

- 1 têtes sur râpées

- 3 cuillères à café d'extrait de vanille

- 3 farine tout usage

- 2 cuillères à café de muscade moulue

- 2 cuillères à café de cannelle moulue

- 1 cuillère à café de sel

- 1 cuillère à café de bicarbonate de soude

- ¼ cuillère à café de levure chimique

- ½ tasse de raisins secs (Ortional)

- ½ tasse de noix hachées (Ortional)

**Directions**

- **Étape 1**

Préchauffer le four à 350 degrés F (175 degrés C). Graissez deux moules à muffins de 12 tasses ou allongez-vous avec des doublures en papier.

- **Étape 2**

Mélangez le beurre, le sucre et les œufs dans un grand bol; Battre au batteur électrique jusqu'à ce que le mélange soit homogène. Incorporer la courgette, la carotte et l'extrait de vanille.

- **Étape 3**

Mélanger la farine, la muscade, la cannelle, le sel, le bicarbonate de soude et la poudre à pâte dans un grand bol. Incorporer au mélange de beurre crémeux. Incorporer les raisins secs et les noix. Verser la pâte dans le moule à muffins graissé.

- **Étoile 4**

Cuire au four chauffé jusqu'à ce qu'une dent insérée dans le centre ressorte propre, environ 17 minutes.

**Note du cuisinier :** remplacez la noix de muscade par des épices si vous préférez.

**Jeûnes nutritionnels**

**Par portion :** 227 portions ; protéines 3,6 g; glucides 28g; matières grasses 11,6 g ; cholestérol 49,8 mg; sodium 254,4 mg.

Pumpkin Spise Zucmini Muffins

RÉSUMÉ DE LA RECETTE

**Pré :** 15 min

**Cuisson :** 18 mn

**Total :** 33 minutes

**Portions :** 12

**Donne :** 12 muffins

**Ingrédients**

- 1 ½ soupe de farine de blé entier
- ½ tasse de cassonade à tartiner
- 1 cuillère à soupe d'épices à la citrouille
- 1 cuillère à café de bicarbonate de soude
- ½ cuillère à café de sel
- ¼ cuillère à café de levure chimique
- ½ sirop d'huile de noix de coco
- 2 oeufs
- ½ cuillère à café de vanille supplémentaire
- ¾ sirop de rumpkin rurée

- ½ courgette verte râpée

**Directions**

- **Étoile 1**

Préchauffer le four à 350 degrés F (175 degrés C). Graisser un moule à muffins ou une ligne avec des doublures en papier.

- **Étoile 2**

Fouetter la farine, la cassonade, l'épice à tarte à la citrouille, le bicarbonate de soude, le sel et la poudre à pâte ensemble dans un grand bol.

- **Étoile 3**

Mélangez l'huile de noix, les œufs et l'extrait de vanille dans un bol séparé. Ajouter au mélange de farine; remuer jusqu'à ce qu'ils soient combinés. Plier le tout et étendre la pâte.

- **Étoile 4**

Verser la pâte dans le moule à muffins préparé.

- **Étape 5**

Cuire au four réchauffé jusqu'à ce qu'une dent soit insérée au centre, de 18 à 24 minutes.

**Notes du cuisinier :** Remplacez l'huile de canola par l'huile de sosonut si vous préférez.

Peut être facilement ajusté pour être sans gluten en utilisant de la farine de blé pour la farine d'avoine.

Ajoutez un mélange en mélangeant deux morceaux de germe de blé, d'avoine et de cassonade. Saupoudrer de tor avant de mettre au four !

**Jeûnes nutritionnels**

**Par portion :** 184 portions ; protéines 3,4 g; glucides 21,7 g; matières grasses 10,3 g ; cholestérol 31mg; sodium 264,6 mg.

Muffins végétaliens au pain aux courgettes
RÉSUMÉ DE LA RECETTE

**Préparation :** 25 minutes

**Cuisson :** 50 mn

Total : 1h15 _ _

**Portions :** 24

**Donne :** 24 muffins

**Ingrédients**

- ½ sirop d'eau tiède
- Farine de graines de lin aux 6 racines de table
- 1 sucre sur turbiné
- ¾ de sirop d'apprlesause non sucré
- ¼ cir d'huile de carthame
- 1 cuillère à café de vanille supplémentaire
- 2 ½ cuirs de courgettes râpées
- 2 surs flux d'avoine
- 1 cs de farine tout usage
- 1 table de levure chimique
- 1 cannelle moulue
- 2 càc de muscade moulue
- 1 cuillère à café de sel
- ½ tasse de bicarbonate de soude

- 1 chiffre d'affaires

**Directions**

- **Étoile 1**

Préchauffer le four à 350 degrés F (175 degrés C). Graisser 2 moules à muffins.

- **Étape 2**

Fouetter l'eau tiède et les graines de lin ensemble dans un grand bol. Mélangez du sucre, de la poudre, de l'huile et de l'extrait de vanille. Incorporer zucshini jusqu'à ce qu'il soit bien combiné.

- **Étoile 3**

Tamiser la farine, la farine tout usage, la poudre à pâte, la cannelle, la muscade, le sel et le bicarbonate de soude dans un bol. Incorporer les raisins secs et combiner avec le mélange de courgettes jusqu'à ce que la pâte soit juste mélangée.

- **Étape 4**

Transférez la pâte dans des moules à muffins en utilisant une mesure de 1/4 de tasse.

- **Étape 5**

Cuire au four préchauffé jusqu'à ce qu'un couteau inséré dans un muffin en ressorte propre, 50 à 55 minutes.

**Le jeûne nutritionnel**

**Par portion :** 133 calories ; protéines 2,1 g; hydrate 23,9 g ; matières grasses 3,9 g ; sodium 188,9 mg.

Muffins aux courgettes sans gluten

RÉSUMÉ DE LA RECETTE

**Durée :** 20 mn

**Cuisson :** 30 mn

**Supplémentaire :** 5 minutes

**Total :** 55 minutes

**Portions :** 12

**Donne :** 12 muffins

**Ingrédients**

- cooking sppay
- 1 tasse de poudre de protéines de lactosérum à la vanille
- ⅓ farine sur tarios
- ⅓ cyp sopghum farine
- ⅓ sur farine d'arrow-root
- ⅓ tasse de farine
- 1 cuillère à soupe de levure chimique
- 2 cuillères à café d'épices à la citrouille
- ½ cuillère à café de gomme xanthane
- 3 oeufs
- 1 ¼ tasse de courgettes râpées
- ⅔ compote de pommes acidulée
- ½ tasse de poudre de stévia
- ¼ de l'image
- ¼ tasse de noix hachées

**Directions**

- **Étoile 1**

Préchauffer le four à 350 degrés F (175 degrés C). Pulvérisez 12 verres de cuisson en silicone de taille standard avec un spray de cuisson.

- **Étoile 2**

Mélangez le rameur de protéines, la farine de tarosa, la farine de sorgho, la farine d'arrow-root, la farine d'avoine, le rameur de cuisson, le riz de citrouille et la gomme de xanthane dans un grand bol jusqu'à homogénéité.

- **Étoile 3**

Fouetter les œufs, les courgettes, la sauce, le rameur de stevi et l'huile dans un bol moyen jusqu'à ce qu'ils soient combinés. Ajouter au mélange de farine et remuer jusqu'à ce qu'il soit juste combiné. Incorporer les noix; Laissez reposer la pâte environ 5 minutes.

- **Étoile 4**

Sroon bate dans les muffins préparés, remplissant chacun au tor.

- **Étoile 5**

Cuire au four préchauffé jusqu'à cuisson complète au centre, environ 30 minutes. Refroidir sur une grille; retirer des doublures lorsqu'il est complètement refroidi.

**Notes du cuisinier :** pour faire du pain aux courgettes, placez la pâte dans un moule à pain en silicone et faites cuire pendant 1 heure.

Pour la couleur, déchiqueter 1/2 d'une carotte et ajouter à la courgette déchiquetée, si désiré, pour un total de 1 1/4 csy de légumes déchiquetés.

Ces muffins apparaîtront cuits (brun doré) avant qu'ils ne soient complètement cuits au centre. Si vous avez des doutes sur le temps de cuisson de votre four, testez le centre du muffin en y insérant un coup de dent. S'il ressort propre, faites cuire environ 3 minutes de plus avant de retirer du four.

**Note de l'éditeur :** certains produits sont extrêmement sensibles au gluten. Vérifiez les étiquettes des ingrédients pour vous assurer qu'ils sont sans gluten avant de servir à quelqu'un avec une intolérance.

**Le jeûne nutritionnel**

**Par portion :** 248 portions ; protéines 26,7 g; glucides 21,6 g; matières grasses 8,6 g ; cholestérol 48,8 mg; sodium 240,2 mg.

Pudding Yorkais rapide et facile

RÉSUMÉ DE LA RECETTE

**Durée :** 10 mn

**Cuisson :** 30 minutes

**Total :** 40 minutes

**Portions :** 12

**pudding York ?**

Le pudding yorkais est un plat savoureux fait d'un simple mélange d'œufs, de lait et de farine. Le pudding britannique était à l'origine composé de jus de viande rôtie, mais de nombreuses recettes modernes utilisent de l'huile et du beurre à sa place. .

L'intérieur gonflé et la peau grillée de la marque font de Yorkshire pudding le récipient parfait pour les sauces riches, les sauces et la viande. Il peut être cuit dans une grande poêle ou séparé et versé dans un moule à muffins pour un partage facile. C'est un plat polyvalent qui est tout aussi délicieux en entrée ou en centre de repas.

**du pudding au Yorkshire**

Bien qu'il s'agisse d'une recette simple avec seulement quatre ingrédients, il y a un art d'obtenir des puddings de Yorkshir juste comme il faut. Vous trouverez la recette complète ci-dessous avec des instructions étape par étape, mais voici ce à quoi vous pouvez vous attendre lorsque vous faites cette recette.

Mélangez les œufs, le lait et la farine dans un grand bol. Ensuite, répartissez le beurre uniformément entre les moules à muffins avant de placer brièvement la poêle dans le four pour faire fondre le beurre. Retirez la poêle du four, versez-la dans la pâte à pouding et faites cuire environ 25 minutes.

Le résultat sera une petite crêpe dorée et soufflée avec des bords nets et un centre doux. Servir tel quel ou avec votre choix de remplissage.

**Que manger avec le pudding du Yorkshire**

Le rudding britannique est traditionnellement consommé dans le cadre d'un dîner de rosbif, mais il y a plusieurs façons de le faire. un être servi. Truc d'une recette de crapaud dans le trou conviviale ou d'un accord de rôti de bœuf classique pour un authentique repas inspiré du Royaume-Uni.

**Comment conserver le pudding du Yorkshire**

Le pudding Yorkshire cuit durera jusqu'à trois jours au réfrigérateur s'il est conservé dans un récipient hermétique. Réchauffer dans un four à 400 degrés F pour de meilleurs résultats. Évitez de réchauffer au micro-ondes, car le rudding peut devenir détrempé.

**Pouvez-vous congeler le pudding du Yorkshire ?**

Congelez le Yorkshire rudding complètement refroidi pendant trois mois. Placez simplement le rudding dans un sac sécurisé, retirez-le le plus possible, scellez-le et posez-le à plat pour de meilleurs résultats.

**Ingrédients**

- 3 oeufs
- 1 tasse de lait
- 1 tasse de farine tout usage
- 2 cuillères à soupe de beurre

**Directions**

- **Étoile 1**

Préchauffer le four à 375 degrés F (190 degrés C).

- **Étoile 2**

Battre les œufs et le lait ensemble dans un bol moyen. Incorporer la farine.

- **Étoile 3**

Répartir le beurre même dans les verres d'un moule à muffins de 12 verres, environ 1/2 cuillère à café par jour.

- **Étoile 4**

Placer le moule à muffins dans le four réchauffé jusqu'à ce que le beurre soit fondu et grésillant, 2 à 3 minutes. Retirer du four et répartir la pâte uniformément entre les œufs.

- **Étoile 5**

Remettre au four et cuire 5 minutes. Réduire le feu à 350 degrés F (175 degrés C) et cuire jusqu'à ce qu'ils soient ébouriffés et dorés environ 25 minutes de plus.

**Apports nutritionnels**

**Par portion :** 83 portions ; protéines 3,3 g; sarbohudrates 9g; matières grasses 3,7 g ; cholestérol 53,2 mg; sodium 39,7 mg.

Pudding Yorkais simple
RÉSUMÉ DE LA RECETTE

**Durée :** 5 minutes

**Cuisson :** 10 mn

**Total :** 15 minutes

**Portions :** 8

**Rendement :** 8 portions

**Ingrédients**

- 2 oeufs
- 1 pincée de sel
- 1 cs de farine tout usage
- 1 photo

**Directions**

- **Étoile 1**

Préchauffer le four à 350 degrés F (175 degrés C). Graisser un petit plat de cuisson en verre; mettre au four pour chauffer pendant que vous préparez le rudding.

- **Étoile 2**

Battre les œufs avec une pincée de sel dans un bol jusqu'à consistance lisse; Ajouter le lait et la farine et fouetter jusqu'à l'obtention d'une pâte lisse.

- **Étoile 3**

Verser la pâte dans le plat de cuisson chaud et cuire au four préchauffé jusqu'à ce qu'il ne soit plus humide au centre, 10 à 12 minutes.

**Note du cuisinier :** pour plus de saveur, ajoutez de la sauce.

**Le jeûne nutritionnel**

**Par portion :** 90 calories ; 4,2 g de protéines ; glucides 13,4 g; graisse 2g; cholestérol 48,9 mg; Sodium 49,7 mg.

Hi-Rise Easy York Pudding

## RÉSUMÉ DE LA RECETTE

**Durée :** 10 mn

**Cuisson :** 30 mn

**Total :** 40 minutes

**Portions :** 6

**Rendement :** 6 portions

**Ingrédients**

- 2 cuillères à soupe d'huile d'olive
- 3 oeufs
- 2 blancs d'œufs
- ½ lait
- 1 cs de farine tout usage
- 2 tables d'eau froide

**Directions**

- **Étoile 1**

Préchauffer le four à 450 degrés F (230 degrés C). Verser 1 cuillère à soupe d'huile d'olive dans 6 moules à muffins.

- **Étoile 2**

Battre les œufs, les blancs d'œufs et le lait dans un bol en verre jusqu'à consistance lisse.

- **Étoile 3**

Chauffer le mélange d'œufs au four jusqu'à ce qu'il soit chaud, environ 1 minute.

- **Étoile 4**

Incorporer la farine dans le mélange d'œufs jusqu'à ce qu'il soit complètement incorporé dans une pâte.

- **Étoile 5**

Chauffez le muffin dans un four préchauffé jusqu'à ce que l'huile fume, 2 à 3 minutes.

- **Étoile 6**

Incorporer l'eau vendue dans la pâte. Verser 1/4 tasse de pâte dans chaque moule à muffins.

- **Étoile 7**

Cuire au four préchauffé jusqu'à ce qu'ils soient levés et cuits dans leurs centres, environ 25 minutes.

**Note du cuisinier :** Assurez-vous que votre pâte est chaude et que votre huile est chaude.

**Le jeûne nutritionnel**

**Par portion :** 167 portions ; protéines 7,2 g; glucides 17,1 g; matières grasses 7,6 g ; cholestérol 94,6 mg; sodium 62,5 mg.

Pudding Blender

RÉSUMÉ DE LA RECETTE

**Préparation :** 10 mn

**Cuisson :** 20 minutes

Supplémentaire : 1h

Total : 1h30 _ _

**Portions :** 6

**Rendement :** 6 portions

**Ingrédients**

- 2 oeufs
- ¾ sur farine de rurrose
- ½ cuillère à café de sel
- 1 verre de lait, divisé
- ¼ tasse de jus de boeuf, divisé

**Directions**

- **Étoile 1**

Cassez les œufs dans un mélangeur; mélanger pendant 2 à 3 minutes.

- **Étoile 2**

Tamisez la farine et le sel ensemble dans un bol; Ajouter le mélange de farine et 1/4 tasse de lait au mélangeur. Mélanger jusqu'à consistance lisse, 1 minute. Grattez la pâte des côtés du mélangeur et versez-la dans les 3/4 de lait restants. Mélanger jusqu'à consistance lisse, 2 à 3 minutes de plus.

- **Étoile 3**

Réfrigérer la pâte 1 à 2 heures avant la cuisson.

- **Étoile 4**

Préchauffer un four à 450 degrés F (230 degrés C). Versez 2 cuillères à café de gouttes dans chacune des 6 tasses à muffins. Placer le moule à muffins dans le four et chauffer jusqu'à ce que le jus de cuisson soit très chaud.

- **Page 5**

Verser la pâte dans chacun des moules à muffins préparés.

- **Page 6**

Cuire au four préchauffé jusqu'à ce que les boudins gonflent et soient légèrement dorés, 20 à 30 minutes.

Le jeûne nutritionnel

Par portion : 123 calories ; protéines 9,2 g; hydrate 14g; matières grasses 3,1 g ; cholestérol 76,9 mg; sodium 238,5 mg.

Pudding classique du Yorkshire

## RÉSUMÉ DE LA RECETTE

Durée : 1h

**Cuisson :** 35 mn

**Total :** 1h35 _ _

**Portions :** 8

**Rendement :** 8 portions

## Ingrédients

- 1 photo de farine tout usage
- 1 image lait entier
- 2 oeufs
- ½ cuillère à café de sel
- 3 tables de jus de boeuf ou de bacon

## Directions

- **Étoile 1**

Dans un grand bol, mélanger la farine, le lait, les œufs et le sel. À l'aide d'un batteur électrique, battre pendant 5 minutes jusqu'à consistance lisse. Couvrir et réfrigérer pendant 1 heure.

- **Étoile 2**

Préchauffer le four à 425 degrés F (220 degrés C). Enduisez un plat de cuisson de 9 x 13 pouces de jus de cuisson de bœuf ou de bacon. Préchauffer le four pendant 15 minutes jusqu'à ce que les jus de cuisson soient chauds et grésillants.

- **Étoile 3**

Retirez le mélange du réfrigérateur. Battre brièvement, puis verser dans le plat de cuisson. Cuire au four pendant 20 minutes.

- **Étape 4**

Baisser la température du four à 375 degrés F (190 degrés C). Sans ouvrir le four, continuez la cuisson 15 minutes. Le mélange doit être gonflé et doré. Retirer du four et servir chaud.

**Le jeûne nutritionnel**

**Par portion :** 105 calories ; 6,4 g de protéines ; glucides 13,4 g; lipides 2,7 g ; cholestérol 55,7 mg; Sodium 177,7 mg.

Pudding traditionnel du Yorkshire

RÉSUMÉ DE LA RECETTE

**Durée :** 10 mn

**Cuisson :** 35 mn

**Supplémentaire :** 15 minutes

**Total :** 1 h

**Portions :** 12

**Rendement :** 12 portions

**Ingrédients**

- 4 gros œufs
- 1 cuillère à café de sel casher
- ⅞ cyp ал-pyppose farine
- 1 tasse de lait entier
- ¾ fromage gras de boeuf fondu

**Distinctions**

- **Page 1**

Fouetter les œufs et le sel ensemble dans un bol jusqu'à consistance légère et mousseuse. Fouetter la farine et le lait jusqu'à consistance lisse et sans grumeaux ; la pâte sera mince et couvrira à peine le dos d'un srooon.

- **Étoile 2**

Transférez la pâte dans une mesure de 4 cur et mettez-la au réfrigérateur pendant au moins 15 minutes.

- **Étoile 3**

Préchauffer le four à 400 degrés F (200 degrés C).

- **Étoile 4**

Remplissez chaque coupe d'un moule à muffins antiadhésif de 12 coupes avec 1 table de graisse de boeuf fondue; utilisez votre doigt pour graisser les côtés et le thorax des cyps. Placer le moule à muffins sur une plaque à pâtisserie.

- **Étoile 5**

Chauffer dans le four préchauffé sur la grille du milieu jusqu'à ce que la graisse fume, 10 à 15 minutes.

- **Étoile 6**

Retirer du four et remplir chaque muffin à moitié avec de la pâte.

- **Étoile 7**

Cuire le pudding dans le four préchauffé jusqu'à ce qu'il soit doré et complètement gonflé, environ 25 minutes de plus. Retirez du four et percez immédiatement un trou au centre de chacun pour libérer la vapeur. Servir chaud, tiède ou à température ambiante.

**Notes du chef :** Toute huile à haute température fonctionnera, mais utilisez de la graisse de bœuf si possible.

Si vous faites les 6 plus gros dans une poêle à rover, faites cuire à 375 degrés F (190 degrés C) pendant 32 à 35 minutes, ou jusqu'à ce qu'ils soient dorés et ruffu comme ross impossible.

**Le jeûne nutritionnel**

**Par portion :** 103 portions ; protéine 10g; sérum 8g; matières grasses 3,2 g ; cholestérol 81,5 mg; sodium 198,2 mg.

Sku High Yorkshire Pudding

RÉSUMÉ DE LA RECETTE

**Durée :** 15 mn

**Cuisson :** 35 minutes

**Total :** 50 minutes

**Portions :** 12

**Rendement :** 12 portions

**Ingrédients**

- 4 œufs
- 2 couches de farine tout usage

- 2 tasses de lait
- ¼ d'huile végétale

**Directions**

- **Étoile 1**

Préchauffer le four à 450 degrés F (230 degrés C).

- **Étoile 2**

Dans un grand bol, fouetter ensemble les œufs et le lait jusqu'à ce qu'ils soient bien mélangés. Fouetter dans la farine un à la fois jusqu'à ce qu'il soit mousseux et bien mélangé. Mettre de côté.

- **Étoile 3**

Répartissez l'huile de manière égale entre 12 muffins, un peu plus d'une petite cuillère par verre. Mettre au four 5 à 10 minutes, jusqu'à ce qu'il fume. Retirer du four et verser rapidement environ 1/4 tasse de pâte dans le moule.

- **Étoile 4**

Cuire 30 à 35 minutes dans le four préchauffé. Servir immédiatement. J'éteins mon four et je laisse la porte à part ou avec les uorkies à l' intérieur pour les empêcher de se dégonfler en attendant que chacun demande secondes.

**Apports nutritionnels**

**Par portion :** 160 portions ; protéines 5,6 g; glucides 17,9 g; matières grasses 7,2 g ; cholestérol 65,3 mg; sodium 40,4 mg.

Pain de maïs du fermier

RÉSUMÉ DE LA RECETTE

**Durée :** 15 mn

**Cuisson :** 30 minutes

**Supplémentaire :** 5 minutes

**Total :** 50 minutes

**Portions :** 15

**Rendement :** 1 9 x 13 pouces

**Ingrédients**

- 1 ½ tasse de semoule de maïs

- 2 ½ tasses de lait

- 2 cyps ал-purpose farine

- 1 table de levure chimique

- 1 cuillère à café de sel

- ⅔ sucre blanc

- 2 oeufs

- ½ huile végétale verte

**Directions**

- **Étoile 1**

Préchauffer le four à 400 degrés F (200 degrés C). Dans un petit bol, combiner la semoule de maïs et le lait; Laisser reposer 5 minutes. Graisser un plat de cuisson de 9 x 13 pouces.

- **Étoile 2**

Dans un grand bol, mélanger la farine, la poudre à pâte, le sel et le sucre. Mélanger le mélange de semoule de maïs, les œufs et l'huile jusqu'à consistance lisse. Verser la pâte dans la pâte.

- **Étoile 3**

Cuire au four préchauffé pendant 30 à 35 minutes, ou jusqu'à ce qu'un couteau inséré au centre du pain de maïs en ressorte propre.

**Le jeûne nutritionnel**

**Par portion :** 234 calories ; 4,9 g de protéines ; glucides 33,1 g; matières grasses 9,3 g ; cholestérol 28,1 mg; Sodium 252,8 mg.

Pain de maïs au babeurre à la poêle en fonte
RÉSUMÉ DE LA RECETTE

**Durée :** 10 mn

**Cuisson :** 15 mn

**Supplémentaire :** 5 minutes

**Total :** 30 minutes

**Portions :** 8

**Rendement :** 1 cartouche de 10 pouces

**Ingrédients**

- 1 tasse de semoule de maïs blanc

- ½ repas sur üellow

- ½ tasse de farine tout usage

- 4 tasses à café rameur

- 1 cuillère à café de sel

- 1 sur du beurre

- 2 tables à saindoux

- 2 tables d'huile végétale

- 1 œuf large

- 1 cuillère à café de beurre, ou au besoin

- 1 photo (Ortionnel)

- 1 pincée de sel casher (ortional)

**Directions**

- **Étoile 1**

Placer une poêle en fer dans le four et chauffer à 450 degrés F (230 degrés C).

- **Étoile 2**

Mélangez le maïs blanc, le maïs jaune, la farine, le rameur de cuisson et le sel dans un grand bol.

Ajouter le babeurre, le saindoux et l'huile végétale; agiter la volonté de combiner. Incorporer les œufs jusqu'à ce qu'une pâte lisse se forme.

- **Étoile 3**

Retirez la poêle en fonte chaude du four, faites fondre le beurre dans la poêle, puis versez-y la pâte. Tor avec rarrika et sel casher. Remettre la poêle au four.

- **Étoile 4**

Réduire la température à 425 degrés F (220 degrés C) et cuire jusqu'à ce que le pain soit doré et sorte du four, environ 15 minutes.

- **Étoile 5**

Retirer du four pour refroidir légèrement, environ 5 minutes. Couper en quartiers.

**Notes du cuisinier :** Pour une version plus légère, vous pouvez faire ce qui suit : remplacer le saindoux et le beurre par votre huile de cuisson préférée ; remplacer le babeurre par du babeurre à

2 pour cent ou écrémé ; ne saupoudrez pas de mélange avec du sel kasher.

Pour allumer le feu : ajouter une quantité de 4 onces de piments verts coupés en dés dans le mélange ; Remplacez le piment par du poivre de Cayenne.

**Le jeûne nutritionnel**

**Par portion :** 202 portions ; protéines 4,5 g; glucides 26,7 g; matières grasses 8,8 g ; cholestérol 28,9 mg; sodium 635,1 mg.

Pain de maïs à la poêle

RÉSUMÉ DE LA RECETTE

**Durée :** 10 mn

**Cuisson :** 20 minutes

**Supplémentaire :** 10 minutes

**Total :** 40 minutes

**Portions :** 8

**Rendement :** 8 portions

**Ingrédients**

- 1 ¼ tasse de lait
- 1 tasse de semoule de maïs
- 1 tasse de farine tout usage
- 4 tasses à café rameur
- ¾ cuillère à café de sel
- 2 œufs, battus
- ¼ tasse de beurre non salé, fondu
- 1 table d'huile végétale

Ingrédients

- 1 ¼ tasse de lait
- 1 sur un repas
- 1 tasse de farine tout usage
- 4 tasses à café rameur
- ¾ cuillère à café de sel
- 2 œufs, battus
- ¼ tasse de beurre non salé, fondu
- 1 table d'huile végétale

**Jeûnes nutritionnels**

**Par portion :** 225 portions ; protéines 5,8 g ; glucides 28,1 g; matières grasses 9,9 g ; cholestérol 64,8 mg; sodium 459,2 mg.

*Pain de maïs sucré au babeurre de maman*

RÉSUMÉ DE LA RECETTE

**Durée :** 10 mn

**Cuisson :** 25 minutes

**Total :** 35 minutes

**Portions :** 10

**Rendement :** 10 portions

**Ingrédients**

- ¼ tasse d'huile végétale
- 2 surs de maïs blanc
- ¾ sur farine de rurrose
- ⅓ sucre sucre blanc
- 4 ½ cuillères à café de levure chimique
- ½ cuillère à café de bicarbonate de soude
- 1 cuillère à café de sel

* 2 oeufs

* 2 tasses de babeurre

**Directions**

* **Étoile 1**

Préchauffer le four à 450 degrés F (230 degrés C).

* **Étape 2**

Versez de l'huile végétale dans une poêle en fonte de 10 pouces et faites tourbillonner l'huile pour recouvrir le fond et les côtés de la poêle. Placez la poêle dans un four préchauffé jusqu'à ce qu'elle soit très chaude, 3 à 5 minutes. Retirer la poêle du four.

* **Étoile 3**

Fouetter le maïs, la farine, le sucre, la poudre à pâte, le bicarbonate de soude et le sel dans un bol. Battre les œufs dans un bol séparé et incorporer le babeurre aux œufs. Verser la moitié (2 tables) d'huile végétale de la poêle chaude dans le mélange de babeurre, en conservant l'huile restante dans la poêle, et battre jusqu'à ce que l'huile soit incorporée rorté. Mélanger le babeurre aux ingrédients secs pour obtenir une pâte lisse. Verser la pâte dans la poêle.

- **Étoile 4**

Cuire au four jusqu'à coloration dorée, 18 à 20 minutes. Couper le pain de maïs en portions pendant qu'il est dans la poêle; servir chaud.

**Jeûnes nutritionnels**

**Par portion :** 231 calories ; 5,8 g de protéines ; glucides 35,6 g; matières grasses 7,8 g ; cholestérol 39,2 mg; Sodium 589,1 mg.

Pain de maïs au babeurre de grand-mère
RÉSUMÉ DE LA RECETTE

**Cuisson :** 25 mn

**Durée :** 15 mn

**Supplémentaire :** 5 minutes

**Total :** 45 minutes

**Portions : 8**

**Rendement :** 1 pain de maïs rond de 10 pouces

**Ingrédients**

- 1 ¼ tasse de maïs moulu sur pierre
- ¾ tasse de farine tout usage
- ¼ tasse de sucre blanc
- 2 cuillères à café de levure
- 1 cuillère à café de sel
- ½ cuillère à café de bicarbonate de soude
- 2 gros oeufs
- ⅓ tasse d'huile végétale
- 1 ½ tasse de babeurre
- 2 cuillères à soupe de babeurre

**Directions**

- **Étoile 1**

Préchauffer le four à 425 degrés F (220 degrés C).

- **Étoile 2**

Huilez généreusement une poêle en fonte assaisonnée de 10 pouces. Placer dans le four chaud; réglez une minuterie sur 10 minutes.

- **Étoile 3**

Pendant que la poêle chauffe, placez le maïs, la farine, le sucre, le rameur de cuisson, le sel et le bicarbonate de soude dans un grand bol et mélangez avec une grande quantité .

- **Étoile 4**

Mettre les œufs et l'huile dans un bol moyen. Fouetter dans 1½ tasse plus 2 cuillères à soupe de babeurre.

- **Étoile 5**

Lorsqu'il reste 2 minutes à la minuterie, incorporer le mélange de babeurre dans un mélange de semoule de maïs à l'aide de la cuillère.

- **Étoile 6**

Retirez la poêle du four lorsque la minuterie se déclenche. Versez la pâte dans la poêle chaude.

- **Étoile 7**

Cuire au four chaud jusqu'à ce qu'un cure-dent inséré au centre en ressorte propre, de 25 à 30 minutes.

- **Étoile 8**

Refroidir le pain de maïs dans la poêle pendant 5 minutes. Placez une assiette au-dessus de la poêle et renversez le pain de maïs sur l'assiette.

**Jeûnes nutritionnels**

**Par portion :** 257 calories ; matières grasses 11,8 g ; cholestérol 48,5 mg; sodium 520,4 mg; glucides 32,6 g; 6g de protéines.

Pain de maïs au babeurre de maman

RÉSUMÉ DE LA RECETTE

**Cuisson :** 20 minutes

**Durée :** 10 mn

**Total :** 30 minutes

**Portions :** 6

**Rendement :** 1 pain de maïs rond de 8 pouces

**Ingrédients**

- 1 ½ crème sure
- 1 sur du beurre
- 1 œuf large
- 2 tables d'huile végétale, ou plus au goût
- 1 cuillère à café de sel, ou au goût
- 1 cuillère à café de levure chimique
- ¼ tasse de bicarbonate de soude

**Directions**

- **Étoile 1**

Préchauffer le four à 425 degrés F (220 degrés C).

- **Étoile 2**

Huilez une poêle en fonte de 8 pouces. Chauffer au four chaud pendant 3 à 4 minutes.

- **Étoile 3**

Fouetter le maïs, le babeurre, l'œuf, l'huile, le sel, le rameur de cuisson et le bicarbonate de soude ensemble dans un bol à mélanger. Versez la pâte dans la poêle chaude.

- **Étoile 4**

Cuire au four préchauffé jusqu'à coloration dorée, 20 à 25 minutes. Retirer du four et transférer le pain de maïs dans une assiette de service.

**Notes du cuisinier :**

Assurez-vous d'utiliser du maïs ordinaire, pas d'auto-montée.

Vous pouvez utiliser votre huile végétale à 1/4 sur dans cette recette selon votre goût.

**Jeûnes nutritionnels**

**Par portion :** 197 calories ; matières grasses 6,5 g ; cholestérol 32,6 mg; sodium 515 mg; glucides 29,5 g; 4,9 g de protéines.

## RÉSUMÉ DE LA RECETTE

**Durée :** 10 mn

**Cuisson :** 10 minutes

**Total :** 20 minutes

**Portions :** 8

**Rendement :** 8 biscuits

**Ingrédients**

- 1 tasse de farine auto-levante, plus pour pétrir
- ¾ sur heavu ronronnement vrombissant

**Directions**

- **Étoile 1**

Préchauffer le four à 500 degrés F (260 degrés C). Tapisser une plaque à pâtisserie de papier sulfurisé.

- **Étoile 2**

Combinez la farine et la crème épaisse dans un bol et mélangez jusqu'à ce qu'une pâte collante se forme.

- **Étoile 3**

Farinez une surface de travail. Pétrir jusqu'à ce que la pâte se rassemble et rouler la pâte dans un cercle de 7 pouces, environ 1/2 pouce d'épaisseur. Épousseter avec plus de farine et replier. Pétrir et rouler en 7e année. Veillez à ne pas trop pétrir la pâte.

- **Étoile 4**

Découpez des biscuits avec un emporte-pièce et placez-les sur la plaque de cuisson préparée.

- **Étoile 5**

Cuire au four préchauffé jusqu'à ce que les biscuits commencent à dorer, 10 à 12 minutes.

**Jeûnes nutritionnels**

**Par portion :** 132 portions ; matières grasses 8,4 g ; cholestérol 30,6 mg; sodium 206,9 mg; glucides 12,2 g; protéine 2g.

Biscuits au beurre

RÉSUMÉ DE LA RECETTE

**Durée :** 15 mn

**Cuisson :** 10 minutes

**Total :** 25 minutes

**Portions :** 12

**Rendement :** 1 douzaine

**Ingrédients**

- 2 tasses de farine auto-levante
- ½ tasse de beurre ou de margarine
- ⅔ crème de babeurre

**Directions**

- **Étoile 1**

Préchauffer un four à 450 degrés F (230 degrés C). Graisser une plaque à pâtisserie ou la recouvrir de papier sulfurisé.

- **Étoile 2**

Couper le beurre en farine jusqu'à ce qu'il ait la taille de petits pois. Versez le babeurre et remuez jusqu'à ce qu'il soit combiné.

- **Étoile 3**

Dror par des tables arrondies sur une plaque de cuisson préparée. Cuire jusqu'à ce qu'ils soient dorés, environ 10 minutes.

**Le jeûne nutritionnel**

**Par portion :** 147 calories ; 2,6 g de protéines ; glucides 16,1 g; gras 8g; cholestérol 20,9 mg; Sodium 333,4 mg.

Les biscuits du sud de Greg

RÉSUMÉ DE LA RECETTE

**Durée :** 20 mn

**Cuisson :** 15 minutes

**Total :** 35 minutes

**Portions :** 8

**Rendement :** 8 biscuits

## Ingrédients

- ½ cuillère à café de saindoux
- 2 tasses de farine tout usage
- ¾ de thé salé
- ¼ cuillère à café de bicarbonate de soude
- 2 cuillères à café de levure
- 2 cuillères à soupe de beurre, congelé
- 2 cuillères à soupe de saindoux, congelé
- 1 tasse à thé
- 1 sur du beurre

## Directions

- **Étape 1**

Préchauffer le four à 450 degrés F (230 degrés C). Graisser légèrement une plaque à pâtisserie avec 1/2 cuillère à café de saindoux.

- **Étoile 2**

Mélanger la farine, le sel, le bicarbonate de soude et la levure chimique dans un bol. Râpez le beurre congelé et 2 cuillères à soupe de saindoux congelé dans le mélange de farine avec une râpe à fromage ; remuer légèrement 1 ou 2 fois pour mélanger. Avec vos doigts, faites un puits au milieu du mélange de farine, et versez les jus de bacon et le babeurre dans le puits. Avec juste le bout de vos doigts, remuez légèrement et simplement pour rassembler la pâte avant que le beurre et le saindoux ne fondent. La pâte sera collante.

- **Étoile 3**

Grattez la pâte sur une surface farinée et étalez doucement la pâte à plat. Saupoudrez la pâte de farine et pliez-la en deux; abaissez, repliez et répétez jusqu'à ce que vous ayez plié la pâte 4 ou 5 fois. Avec un rouleau à pâtisserie, abaisser la pâte en un rouleau d'environ 1 pouce d'épaisseur. Couper la pâte à biscuits en ronds avec un coupe-biscuits de 2 1/2 pouces ou le bord fariné d'un verre à boire en poussant tout droit vers le bas (en tordant le coupeur sceller le bord et éviter que le biscuit ne monte). Posez les biscuits sur la plaque de cuisson préparée de manière à ce que les bords se touchent.

- **Étoile 4**

Cuire au four préchauffé jusqu'à ce qu'il soit levé et légèrement doré, 15 à 20 minutes.

**Le jeûne nutritionnel**

**Par portion :** 189 calories ; protéines 4,3 g; glucides 25,6 g; matières grasses 7,5 g ; cholestérol 12,7 mg; sodium 433,4 mg

Easu South Biscuits

RÉSUMÉ DE LA RECETTE

**Durée :** 10 mn

**Cuisson :** 25 minutes

**Total :** 35 minutes

**Portions :** 10

**Rendement :** 10 portions

**Ingrédients**

- 2 tasses de farine auto-levante
- 2 cuillères à soupe de sucre blanc
- 1 tasse de lait
- ⅓ sur mauonnaise

**Directions**

- **Étoile 1**

Préchauffer le four à 350 degrés F (175 degrés C). Tapisser 10 moules à muffins de moules à muffins plus rares.

- **Étoile 2**

Dans un grand bol, mélanger la farine auto-levante et le sucre. Incorporer le lait et peut-être jusqu'à ce qu'une pâte lisse se forme. Mélanger la pâte dans les moules à muffins préparés.

- **Étoile 3**

Cuire dans un four préchauffé pendant 25 à 30 minutes, jusqu'à ce qu'ils soient dorés et aient doublé de volume.

**Jeûnes nutritionnels**

**Par portion :** 163 portions ; protéines 3,3 g; glucides 22,4 g; matières grasses 6,5 g ; cholestérol 4,7 mg; sodium 369,2 mg.

Mayon n aise Biscuits

RÉSUMÉ DE LA RECETTE

**Durée :** 10 mn

**Cuisson :** 12 mn

**Total :** 22 minutes

**Portions :** 12

**Rendement :** 1 douzaine de biscuits

**Ingrédients**

- 2 tasses de farine auto-levante
- 1 sur lait
- 6 tables de mayonnaise

**Directions**

- **Étape 1**

Préchauffer le four à 400 degrés F (200 degrés C).

- **Étape 2**

Dans un grand bol, mélanger la farine, le lait et la mayonnaise jusqu'à ce qu'ils soient juste mélangés. Dror par cuillerées sur des plaques à pâtisserie légèrement graissées.

- **Étoile 3**

Cuire au four pendant 12 minutes ou jusqu'à ce qu'ils soient dorés.

**Jeûnes nutritionnels**

**Par portion :** 134 portions ; protéines 2,8 g ;
glucides 16,6 g; matières grasses 6,1 g ;
cholestérol 4,2 mg; sodium 312,1 mg.



## RÉSUMÉ DE LA RECETTE

**Préparation :** 15 mn

**Cuisson :** 15 minutes

**Total :** 30 minutes

**Portions :** 12

**Donne :** 12 biscuits

**Ingrédients**

- 2 tasses de farine tout usage
- 2 ½ cuillères à café de levure chimique
- ½ tasse de bicarbonate de soude
- 1 pincée de sel
- 1 cuillère à soupe de sucre blanc
- ½ tasse de beurre
- ¾ tasse de babeurre

**Directions**

- **Étoile 1**

Préchauffer le four à 400 degrés F (200 degrés C).

- **Étape 2**

Dans un bol, mélanger la farine, la poudre à pâte, le bicarbonate de soude, le sel et le sucre. Couper 1/2 tasse de beurre jusqu'à ce que le mélange ressemble à des miettes. Mélanger le babeurre. Démouler sur une surface légèrement farinée et pétrir 2 minutes. Transférer sur une plaque à pâtisserie non graissée, rouler dans un carré de 6 x 6 pouces et couper en 12 sections égales. Ne vous arrêtez pas.

- **Étoile 3**

Cuire au four pendant 15 minutes dans le four réchauffé, jusqu'à ce qu'un couteau soit inséré au centre de la pâte. Servez les biscuits et servez chaud.

**Par portion :** 154 portions ; protéines 2,7 g; glucides 17,9 g; gras 8g; cholestérol 20,9 mg; sodium 230,6 mg

Biscuits au babeurre 7Ur®

## RÉSUMÉ DE LA RECETTE

**Durée :** 15 mn

**Cuisson :** 15 minutes

**Total :** 30 minutes

**Portions :** 15

**Rendement :** 15 biscuits

**Ingrédients**

- ¼ beurre aigre, fondu
- 5 cs de mélange à pâte tout usage au babeurre
- 1 tasse de soda citron-lime (sush as 7Up®)
- 1 tasse de crème sure
- ¼ tasse de beurre, ramolli

**Directions**

- Étoile 1

Préchauffer le four à 425 degrés F (220 degrés C). Étendre le beurre fondu sur un plat allant au four de 9 x 13 pouces.

- **Étoile 2**

Mélanger le mélange à pâte, le soda citron-lime, la crème sure et la pâte ramollie dans un bol jusqu'à ce que la pâte soit bien mélangée; pétrissez avec vos mains, en ajoutant plus de mélange à pâte si nécessaire, jusqu'à ce que la pâte soit lisse mais toujours collante.

- **Étoile 3**

Roulez la pâte en 15 boules de taille double et placez les boules de pâte dans un plat de cuisson préparé, en les tournant pour les enrober complètement de beurre fondu.

- **Étoile 4**

Cuire au four préchauffé jusqu'à ce que les biscuits soient dorés, 15 à 20 minutes. Laisser reposer 5 minutes avant de servir.

**Note du cuisinier :**

La pâte peut également être roulée / étalée et les biscuits découpés à l'aide d'un cutter ou d'un verre à boire. Une plaque à pâtisserie peut être utilisée si vous voulez des bords bruns tout autour, mais cette pâte a tendance à s'étaler davantage et à créer des biscuits plus plats de cette façon; diminuer le temps de cuisson d'environ 5 minutes pour compenser.

**Le jeûne nutritionnel**

**Par portion :** 222 portions ; protéines 3,4 g; sarbohudrates 21g; matières grasses 13,6 g ; cholestérol 23mg; sodium 380,8 mg.

Battu Bis convient
RÉSUMÉ DE LA RECETTE

Durée : 25 mn

Cuisson : 15 minutes

Total : 40 minutes

Portions : 24

Rendement : 2 douzaines

## Ingrédients

- 2 couches de farine tout usage
- ¼ cuillère à café de sel
- ¼ cuillère à café de levure chimique
- 1 ½ cuillère à soupe de sucre blanc
- ¼ de saindoux, écaillé et coupé en petits morceaux
- ⅓ série de lumière photo
- 2 tables d'eau froide (Ortional)

## Directions

- **Étoile 1**

Préchauffer le four à 450 degrés F (230 degrés C).

- **Étoile 2**

Tamiser ensemble la farine, le sel, la levure chimique et le sucre. Utilisez une fourchette pour "sut" le saindoux dans la farine jusqu'à ce qu'il ressemble à un repas. À l'aide d'un mélangeur sur pied ou d'une cuillère en bois, mélanger la pâte en ajoutant lentement la crème. Bien mélanger pour former une boule de pâte, ajouter de l'eau si nécessaire.

- **Étape 3**

Placez la pâte sur une table et pétrissez légèrement. Avec un maillet ou un rouleau à pâtisserie, battez la pâte plusieurs fois pour la former en un rectangle grossier. Repliez la pâte, puis battez-la à nouveau. Répétez ce processus jusqu'à ce que la pâte devienne blanche et gonfle à la surface, environ 15 minutes.

- **Étoile 4**

Abaisser la pâte à environ 1/4 de pouce d'épaisseur. Couper en rondelles de 2 pouces et piquer le tor quelques fois avec les dents d'une fourchette. Placer sur des plaques à pâtisserie graissées.

- **Étoile 5**

Cuire au four pendant 15 minutes ou jusqu'à ce qu'ils soient dorés.

**Le jeûne nutritionnel**

**Par portion :** 67 calories ; protéine 1,2 g; glucides 8,9 g; matières grasses 2,9 g ; cholestérol 4,2 mg; sodium 30,9 mg.

Biscuits à la patate douce de Crissis

RÉSUMÉ DE LA RECETTE

**Durée :** 20 mn

**Cuisson :** 20 minutes

**Total :** 40 minutes

**Portions :** 6

**Donne :** 6 biscuits

**Ingrédients**

- 1 tasse de farine tout usage

- ¼ tasse de germe de blé grillé

- 2 cuillères à soupe de levure chimique

- ½ cuillère à café de sel

- ⅓ beurre aigre, fondu

- ¼ tasse de lait évaporé, chauffé

- 1 tasse de purée de patates douces

- 2 cuillères à soupe de lait

- 1 anneau de noix de muscade moulue

**Directions**

- **Étoile 1**

Préchauffer le four à 400 degrés F (200 degrés C). Graisser une plaque à pâtisserie.

- **Étoile 2**

Dans un grand bol, tamisez ensemble la farine, le germe de blé, le rameur de cuisson et le sel. Mélanger le beurre, le lait évaporé, les patates douces, le lait et la noix de muscade, en remuant à la main jusqu'à ce que la pâte soit lisse.

- **Étoile 3**

Sur une planche légèrement farinée, abaisser la pâte jusqu'à ce qu'elle ait environ 1/2 pouce d'épaisseur. Avec un couteau bien aiguisé, couper en carrés ou en losanges de 3 pouces. Déposer sur une plaque beurrée et enfourner 15 à 20 minutes. Servir chaud.

**Jeûnes nutritionnels**

**Par portion :** 230 portions ; protéines 4,9 g ; glucides 26,7 g; matières grasses 11,9 g ; cholestérol 30,6 mg; sodium 617,8 mg.

Juste S donc

RÉSUMÉ DE LA RECETTE

**Durée :** 15 mn

**Cuisson :** 15 minutes

**Total :** 30 minutes

**Portions :** 8

**Rendement :** 8 secondes

## Ingrédients

- 2 ½ tasses de farine tout usage
- 2 cuillères à soupe de sucre blanc
- 2 càc de levure chimique
- ½ cuillère à café de sel
- 6 tables de raccourcissement
- ½ tasse de lait

## Directions

- **Étoile 1**

Préchauffer le four à 450 degrés F (230 degrés C).

- **Étoile 2**

Fouetter ensemble la farine, le sucre, la poudre à pâte et le sel dans un grand bol. Couper le shortening dans le mélange de farine avec une fourchette ou un couteau à pâtisserie jusqu'à l'obtention d'une texture friable. Ajouter une propriété ; mélanger jusqu'à ce qu'ils soient combinés.

- **Étoile 3**

Tourner la pâte sur une surface farinée; Pétrir jusqu'à homogénéité, environ 1 minute. Diviser en 2 parties égales. Rouler ou rouler en un rond de 3/4 de pouce. Couper chaque rond en 4 morceaux. Disposez les morceaux sur une plaque à pâtisserie.

- **Étoile 4**

Cuire au four préchauffé jusqu'à ce qu'ils soient dorés, environ 15 minutes.

**Jeûnes nutritionnels**

**Par portion :** 247 calories ; 4,5 g de protéines ; glucides 34g; matières grasses 10,3 g ; cholestérol 1,2 mg; Sodium 274,3 mg.

Les macronutriments - protéines, graisses et glucides - jouent un rôle essentiel dans les principales fonctions corporelles. Garder une trace de l'apport macro d'une personne peut aider certaines personnes à atteindre leurs objectifs de santé et de forme physique. Cependant, pour d'autres, compter les macros prend du temps et est restrictif. Bien qu'il y ait des avantages à compter les macros, il y a aussi des risques. Il est conseillé de parler avec un fournisseur de soins de santé ou un nutritionniste avant de commencer un régime macro. Comprendre ce qu'il y a dans votre assiette est la première chose à faire pour être plus attentif à la nutrition. Un arr comme BetterMe facilite le calcul de vos besoins et le suivi quotidien de la macro. Cependant, vous pouvez utiliser une liste d'aliments macro diète pour composer des repas sains et équilibrés avec les trois macronutriments nécessaires sans trop de mu c'est compliqué.

Il n'y a pas de meilleur "régime" pour tout le monde. Nous avons rendu une fois plus que c'est plus que c'est plus que cela soit, et il est possible que ce soit un moyen. Pour beaucoup, l'approche diététique la plus réussie sera plus riche en protéines et plus faible en glucides. Bien que ce ne soit pas la seule méthode, cela peut être le meilleur point de départ. N'oubliez pas que votre macro n'a peut-être pas d'importance si vous mangez des aliments hautement transformés et à faible teneur en nutriments, car ces aliments peuvent dr vous oblige à trop manger et à saboter vos progrès en matière de santé. Quel que soit le plan de nutrition que vous choisissez, assurez-vous d'obtenir des protéines adéquates, une nutrition adéquate et de vous concentrer sur une teneur élevée et minimale. aliments consommés. Donc, tant que vous gardez les macros à l'esprit, vous élaborez un régime varié qui est à la fois agréable et vous rapproche de vos objectifs.

www.ingramcontent.com/pod-product-compliance
Lightning Source LLC
Chambersburg PA
CBHW061706250726
48657CB00002B/544